BEI GRIN MACHT SICH IHR
WISSEN BEZAHLT

AF145775

- Wir veröffentlichen Ihre Hausarbeit,
  Bachelor- und Masterarbeit

- Ihr eigenes eBook und Buch -
  weltweit in allen wichtigen Shops

- Verdienen Sie an jedem Verkauf

Jetzt bei www.GRIN.com hochladen
und kostenlos publizieren

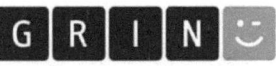

Bibliografische Information der Deutschen Nationalbibliothek:

Die Deutsche Bibliothek verzeichnet diese Publikation in der Deutschen National-
bibliografie; detaillierte bibliografische Daten sind im Internet über http://dnb.d-
nb.de/ abrufbar.

Impressum:

Copyright © 2012 GRIN Verlag
Druck und Bindung: Books on Demand GmbH, Norderstedt Germany
ISBN: 9783668222779

Dieses Buch bei GRIN:

https://www.grin.com/document/321579

Dieter Löffler

Gewalt in der Pflege. Workshop zum Fachtag für Pflegeschüler

GRIN Verlag

GRIN - Your knowledge has value

Der GRIN Verlag publiziert seit 1998 wissenschaftliche Arbeiten von Studenten, Hochschullehrern und anderen Akademikern als eBook und gedrucktes Buch. Die Verlagswebsite www.grin.com ist die ideale Plattform zur Veröffentlichung von Hausarbeiten, Abschlussarbeiten, wissenschaftlichen Aufsätzen, Dissertationen und Fachbüchern.

Besuchen Sie uns im Internet:

http://www.grin.com/

http://www.facebook.com/grincom

http://www.twitter.com/grin_com

Dieter Löffler

Hausarbeit / Unterrichtsentwurf

zum Fachtag für Pflegeschüler mit dem Thema:

Gewalt in der Pflege (Sommersemester 2012)

Inhaltsverzeichnis:

1. Einleitung

Ich habe mich in der Vorbereitung für den Fachtag für das Thema „Gewalt in der Pflege" entschieden, da dieses Thema mir sowohl sehr „pflegerelevant" in der Ausbildung neuer Pflegekräfte erscheint, wie auch mich selbst in meiner persönliche Selbstreflexion ansprach.

Gewalt-Erfahrungen sind meines Erachtens nicht die Ausnahme in der Pflege sondern alltäglich. Dies gilt für Pflegekräfte, wie für die Empfänger von Pflege gleichermaßen, indem dass es beiderseits zur Gewaltausübung kommt, und auch beide somit Leidtragende sein können. Dass dem so ist, ist nicht das grundlegende Problem. Gewalt ist in gewisser Weise „natürlich", wenn man das, was die Realität zeigt, zuerst einmal als „natürlich" und gegeben annimmt. Es mögen in dem Auftreten von Gewalt sicherlich große Probleme liegen. Aber diese werden verdeckt und somit unlösbar, wenn man die Realität nicht anerkennt, indem man Gewalt verleugnet oder gar (unbewusst) zum Tabu macht. Nur indem man die Realität, in diesem Fall die Gewalt, so anschaut, wie sie ist, sie reflektiert und durch die Kommunikation aufdeckt, ergibt sich überhaupt erst die Möglichkeit, dass Veränderung geschehen kann. So führt das theoretische Wissen über Gewalt nicht zwangsläufig dazu, dass sich Zustände verändern. Es geht um die Übersetzung auf die persönliche Erfahrungs-Ebene. Man könnte hier auch von Theorie-Praxis Transfer sprechen oder nach Argyris (1997, S.36) von „double-loop-learning". Das bedeutet, das es nicht nur um Theoriewissen (single-loop) gehen soll, welches die Praxis oder Erfahrungsrealität unverändert lässt, sondern um ein Lernen, das in die praktische Handlung einfließt (vgl. ebd).

Es stellt sich nun die Frage, wie sich für Pflegeschüler in Bezug auf das Thema solch ein handlungs-leitendes Lernen erreichen lässt.

Dies wäre somit ein Ziel des Unterrichts, und diese Ausarbeitung beschreibt die Planung und den Entwurf dazu.

2. Herangehensweise in der Arbeitsgruppe

Der Fachtag für Pflegeschüler bzw. der Unterricht wurde in Gruppenarbeit organisiert und teilweise in Team-Teaching umgesetzt.

Es lässt sich nicht leugnen, dass „Gewalt in der Pflege" für sich schon ein sehr umfassendes und komplexes Thema ist. Die Umsetzung gewann zusätzlich an Komplexität dadurch, dass sie in Gruppenarbeit durchgeführt werden sollte. Zu den fachlichen und den didaktischen Fragen einer Unterrichtsgestaltung kam die Dynamik der Gruppe als zusätzliche Herausforderung hinzu. Die Arbeitsgruppe zu diesem Thema bestand aus 6 ausführenden Personen und 2 Beobachtern. Es gab manche Unklarheiten, es gab Aufregung und Unsicherheit, weil manche Gruppenteilnehmerinnen sich zum ersten Mal in eine Unterrichtssituation begaben. Und auch als Studenten im Umgang miteinander in Arbeitsgruppen überwog noch die Unerfahrenheit.

Die Planung und der aufgezeigte Entwurf in dieser Arbeit betreffen zwar nur meinen eigenen Part, doch wirkt das Gesamtkonzept natürlich in jeden Teil hinein, indem es den Rahmen vorgibt, wie auch die einzelnen Aufgaben verteilt.

Zuerst musste einmal gesammelt werden. Dies war aber bei diesem Thema keine Schwierigkeit. Die Herausforderung bestand in der folgenden Reduktion und Konkretisierung auf einen bestimmten Inhalt. Es war allen klar, dass es vor allem um Sensibilisierung gehen sollte, und dazu mussten wir möglichst auf der affektiven Ebene ansprechen. Doch es sollte ja auch ein Wissen und somit eine Theorie vermittelt werden. Und diese stand dann in der Arbeitsgruppe doch immer wieder im Vordergrund. Die Ursachen hierfür mögen darin liegen, dass der Umgang mit Theoriewissen vielleicht der vertraute Weg ist und somit scheinbare Sicherheit gibt. Sich an der Theorie zu orientieren, die planbar scheint, steht aber immer in einer Spannung zur Praxis, die sich der Planung entzieht. Der Gruppenprozess soll hier nicht Thema sein, doch er führte zwangsläufig zu einer (sinnvollen?) Anpassung meinerseits. Ich hatte in meinen Part, in dem es um Sensibilisierung durch affektive Ansprache und Kommunikation ging, zwar durchaus die Freiheit, nach eigenem Ermessen zu planen. Die notwendige Einbindung ins Gesamtkonzept, hatte trotzdem Priorität.

3. Planung des Workshops

In dem Teil, den ich innerhalb des Fachtages übernahm, sollte ein Erfahrungsaustausch in einer Kleingruppe von ca. 10 Schülern stattfinden. Er sollte 45 Minuten dauern, bei einer Gesamtdauer der Veranstaltung von zwei Stunden je Schulklasse. Neben meiner Kleingruppe liefen noch zwei weitere, von anderen Kommilitonen mit dem gleichen Ziel geleitete Gruppen parallel. Es war angedacht, dass solch ein kleinerer Rahmen die Bereitschaft zum Austausch ermöglichen soll, was in der Großgruppe schwieriger wäre.

Gewalt in der Pflege ist ein sehr vielschichtiges Thema. Um für mich überhaupt die verschiedenen Aspekte und Dimensionen dieses Themas zu erfassen, besorgte ich mir zuerst einmal Fachliteratur aus der Bibliothek. Auch wenn das Ziel in meiner Gruppe nicht in dem Aneignen von Fachwissen bestehen sollte, sondern in der thematischen „Berührung" und Kommunikation, so musste ich mich doch zuerst einmal mit dem Fachwissen befassen, wie ich es unter 3.1 beschreiben werde. Dann stellte ich mir die Frage, was das genaue Ziel in meinem Unterricht sein könnte. Es wäre vielleicht effektiver gewesen, zuerst ein Ziel zu formulieren, um somit den relevanten Stoff von vornherein eingrenzen zu können. Doch mir ging es zuerst einmal, auch aus eigenem Interesse, um die Berührung mit dem Thema, was ich möglichst offen halten wollte.

Das Fachliche in Bezug auf „Führen und Leiten einer (Gesprächs-) Gruppe" ist als nächstes zu bedenken. Hierzu besorgte ich mir jedoch keine zusätzliche Literatur (neben Jank, Meyer, 1994), sondern nahm meine bisherigen Erfahrungen in Leitung von Gruppen, die Informationen aus der Vorlesung und meine Intuition zur Hilfe.

Wie möchte und sollte ich meinen „Unterricht" gestalten, und was will ich erreichen? Diese Fragen verfolge ich unter 3.2.1 bis 3.2.3, was zu der konkreten Verlaufsplanung führt.

Ein weiterer wichtiger Punkt, den ich unter 3.3 ausführen werde, ist natürlich auch die Frage nach meinen Rahmenbedingungen. Hierein fällt die Frage nach den anwesenden Schülern, nach meinem eigenen Hintergrund und den äußeren

Bedingen, wie z.B. Raum und Sitzordnung. Auf die erwähnte Bedingtheit durch das Gesamtkonzept der Arbeitsgruppe werde ich nicht weiter eingehen.

3.1 Sachanalyse – Gewalt in der Pflege

Auch wenn es in der Literatur umstritten ist, nach einem Schema vorzugehen, das mit der Sachanalyse beginnt (vgl. Jank / Meyer (1994), S. 153 – 155), habe ich mich zuerst mit den fachlichen Aspekten, sprich Literatur, zum Thema befasst. Natürlich habe ich dabei selektiert, indem ich meine Fachliteratur auf drei Bücher begrenzt habe. Und zudem habe ich meine persönlichen Vor-Erfahrungen und „Färbung" in Bezug auf das Thema. Auch deswegen wollte ich mir zuerst einmal einen fachlichen, sprich sachlichen Überblick zum Thema „Gewalt in der Pflege" verschaffen.

Aggression und Gewalt sind zuerst einmal zu unterscheiden. Aggression wird meist mit einem Verhalten umschrieben, das auf Schädigung und Verletzung zielt (vgl. Förster (2008), S. 9). In dieser Definition wird sie jedoch meist mit Gewalt gleichgesetzt, und dadurch beginnt schon der erste Schritt einer normativen Bewertung, die dazu führt, dass die gegebene Realität oder Natürlichkeit „verzerrt" und verdeckt wird. Aggression sollte meiner Meinung nach, auch der begrifflichen Differenzierung und Klarheit wegen, zuerst einmal wertneutral gesehen werden. „Aggredior" (lat.) bedeutet „auf etwas oder jemanden zugehen" oder „etwas in Angriff" nehmen. Aggression ist ein Merkmal und eine Bedingung allen Lebens, von Stoffwechsel und Nahrungsaufnahme angefangen bis hin zu Fortpflanzung und Entwicklung, sprich Lernen.

Aggression sollte auch in der Pflege wieder eine konstruktive Bedeutung erhalten, im Sinne von Energie, Lebenskraft, Aktivität. Im Sinne eines Vermögens, seinen Willen mitzuteilen, sich abzugrenzen, sich selbst zu behaupten und zu schützen (vgl. Grond (2007), S. 17). Aufgrund gesellschaftlicher Normen wird Gewalt (Durchsetzungskraft) oftmals negiert, gehemmt und unterdrückt, und nur in bestimmten Bereichen, wie z.B. Finanzen, Wirtschaft und Karriere toleriert. Dies führt zu „Verzerrung und Missverhältnis", vor allem in den sozialen Bereichen und Berufsfeldern.

Ich möchte nun beispielhaft ein paar Zusammenhänge und Gründe von Gewalt aufführen. Gewalt entsteht u.a. aus fehl-geleiteter Aggression, dort wo sie normativ ausgeübt oder auch zwanghaft unterdrückt wird. Gewalt ist zudem oftmals mit Macht-Missbrauch verbunden, auch im „Kleinen", im Subtilen. Gewalt ist dort, wo jemand gegen seinen Willen „be-handelt" oder eine auftragsgemäße Handlung gezielt unterlassen wird, ohne rechtschaffenen Grund. Gewalt entsteht interaktiv in verschiedensten Bezügen und Ebenen. Sie steigert sich in einer Spirale nach oben, ohne dass sich ein objektiver Anfang finden lässt. Im Subjektiven wird die Schuld, sprich der Anfang, auf das Gegenüber projiziert. Gewalt steht oftmals mit Angst, Scham, Stress und Druck in Verbindung. Ihre Zielrichtung geht vom Stärkeren auf den Schwächeren, oftmals mit dem Herabsetzen der Selbstbestimmung. Gleichzeitig kann auch manchmal der vermeintlich Schwache, gerade durch den Einsatz und die Betonung seiner Schwäche oder Hilflosigkeit, Gewalt ausüben (vgl. Grond (2007), S. 25 – 32). Auch der Staat bzw. die Gesellschaft übt Gewalt aus. Diese Form wird als strukturelle und institutionelle Gewalt bezeichnet. Z.B. unter den Rahmen-Bedingungen einer Altenpflegeeinrichtung könnten Pflegebedürftige, wie auch Pflegekräfte, Gewalt erleben. Schon bestimmte Vorgaben der Schlaf- und Essenszeiten, aber auch die Medikamentengabe können Gewalt bedeuten. Auch Pflegekräften kann enorme Gewalt angetan werden, indem sie selbst gezwungen sind, Gewalt in der Pflege anzuwenden, um ihre Arbeit zu „erledigen".

Die Zusammenhänge, wie auch die Ursachen, Formen, Inhalte und Erscheinungen von Gewalt in der Pflege sind sehr komplex und umfangreich. Für die geplante Gesprächs-Gruppe sind sie als Theorie-Input nicht relevant, wohl aber als fachliches Hintergrundwissen, wie es z. B. ein Moderator oder Gesprächleiter immer gut gebrauchen kann. Der einzige Punkt, den ich mir als Theorie-Input vornehmen möchte, ist die oben aufgeführte Unterscheidung: Aggression - Gewalt.

In diesem Sinne, aufgrund der Aufgabenstellung in der Kleingruppe, die im nächsten Kapitel näher erläutern wird, kann das Fachlich-Sachliche meiner Lerneinheit in der didaktischen Reduktion (vgl. Jank / Meyer (1994), S. 80 – 84) auf diesen Punkt begrenzt werden. Dieser theoretische Einschub soll an einer passenden Stelle nach der Einführung und Eröffnung erfolgen. Er soll aus und in meinem eigenen Erzählbeispiel stattfinden.

3.2.1 Lernziel – Was möchte ich in meiner Lerneinheit erreichen?

Wie schon erwähnt, ist es in Bezug auf handlungs-leitendes Lernen fraglich, wenn man das Thema „Gewalt in der Pflege" für Pflegeschüler rein theoretisch und abstrakt aufbereiten will. Ziel des Lernens muss es hier gerade ja sein, dass Umgang und Verhalten reflektiert und dadurch vielleicht verändert werden. Denn es geht letztendlich um die tatsächliche Gewalterfahrung und –ausübung im Pflegealltag. Es geht darum, Gewalt als solche überhaupt zu erkennen und ein Bewusstsein dafür zu schaffen. Die Spitzen, sprich die offensichtliche und dann auch für alle erschreckende Erscheinung von Gewalt in der Pflege, werden oft als Sensation und Ausnahmen aufgefasst, und führen dann zu großen Reden, Appellen und Sanktionen (Sündenbocksuche). Vielleicht meint man, damit das Problem gelöst zu haben oder man kehrt einfach durch „Vergessen" zur Alltagsfunktion zurück.

Gewalt ist in der Pflege aber eine alltägliche Erscheinung, zwar vielleicht nur im scheinbar „Kleinen", in dem, was man in seiner „Abgestumpftheit" und dem herrschenden Funktionsdruck kaum mehr wahrnimmt und als „normal" betrachtet. Das Innere jedoch, bei den Pflegekräften wie auch bei den Pflegebedürftigen, kann solche Eindrücke als Verletzungen speichern. Und das führt zu weiteren Mechanismen, die Gewalt an gleicher oder auch anderer Stelle nur vermehren. Deswegen ist es wichtig, Gewalt-Erfahrungen zu verarbeiten und daraus zu lernen. So dass im Alltäglichen anders, sprich bewusster, umgegangen wird und sich Gewalt reduziert. Dies könnte der einzige Sinn sein, wenn es denn einen gibt, der in Gewalt-Erfahrungen liegt. Solche Bedeutung oder Sinn jedoch zu finden, daraus zu lernen, das kann nur jeder für sich in eigen-verantwortlicher Verarbeitung. Auf dem Weg dahin aber braucht man als Pflegeschüler (wohl auch noch als examinierte Kraft) Unterstützung.

Wie kann nun eine solche Verarbeitung, bzw. die Unterstützung dazu, aussehen?

Um Erfahrungen zu verarbeiten, muss man diese kommunizieren. Das hört sich einfach an, ist es aber nicht. Mit Erfahrungen von Gewalt können Ängste, Verletzungen, Scham- und Schuldgefühle, aber auch Wut und Hass verbunden sein. Nun ist eine Gesprächsgruppe innerhalb der Pflegeausbildung sicherlich keine Therapiegruppe, das kann und soll sie auch nicht. Doch es muss klar sein, dass solche Gefühle auch in „natürlicher" Weise dauernd da sind, insbesondere in Verbindung mit der Erfahrung von Gewalt. Der Pflegealltag, dort wo es andauernd darum geht, Menschen zu versorgen, die von Schwäche und Krankheit betroffen sind, kommen sich Menschen zwangsläufig sehr nah. Solche Nähe bedeutet Verletzlichkeit. Verletzung entsteht wenn Verletzlichkeit nicht geachtet wird.

Doch wie gesagt, können Pflegekräfte nicht nur Täter sein, sie können ebenso Opfer sein, sie können sogar dadurch Opfer sein, indem sie zur Täterschaft gezwungen sind. Ein Mensch, der von solch Extremen betroffen ist braucht einen geschützten Gesprächsraum, er braucht das Gefühl von Verständnis der „Gleichgesinnten", und er braucht einen Hinweis auf die reale oder natürliche Ordnung. Damit meine ich, dass Gewalt als Gewalt benannt wird, Aggression als Aggression, dass Ungerechtigkeit, Übergriff, Missbrauch, Entwürdigung, ... als solches benannt wird. Dadurch werden verschiedenste Gefühle ausgelöst, die jedoch zur Verarbeitung dazu gehören und einen achtsamen Umgang erfordern. Dies ist Aufgabe des Leiters. Auch wenn solch ein Workshop, aufgrund seines Umfangs, nicht in allzu große Tiefe führen soll und darf, so braucht es doch vom Leiter „Fingerspitzengefühl". Es braucht Grenzen und Offenheit gleichermaßen. Das Prinzip des Aufdeckens und der Integration ist in solch einer Runde dasselbe wie in einem therapeutischen Kontext, nur bewegen wir uns natürlich weit weniger in Tiefen. Und dafür sollte der Leiter ebenfalls sorgen.

Es soll in meiner Lerneinheit um die Kommunikation des Erlebten gehen. Es sollen Erfahrungen mitgeteilt und ausgetauscht werden, um darin schwierige Erlebnisse verarbeiten zu können, um sie relativieren zu können im Kreise der „Gleichgesinnten". Und um durch Kommunikation eine mögliche Reflektion in Gang zu bringen, die mit einem eventuellen neuen Bezuges neues Bewusstsein schaffen kann, und in diesem Sinne eine tiefere Realitäts-Abbildung durch die Begrifflichkeit, was wiederum in das praktische Handeln rück-mündet.

Wobei dieses letzt genannte, ein Ziel des Gesamtkonzeptes sein müsste, im Sinne von „double-loop-learning", was als solches in der Arbeitsgruppe jedoch nicht so formuliert wurde. Ich sehe mich mit meiner „Unterrichts-Einheit" aber eigentlich trotzdem im Rahmen dieses (fiktiven) Zieles.

3.2.2 Wie gestalte ich die Lerneinheit um dieses Ziel zu erreichen?

Wenn es darum geht ins Gespräch zu kommen und von eigenen Erfahrungen zu berichten, braucht es einen „Raum", der dazu einlädt. Es geht darum, Vertrauen zu schaffen in einem schrittweisen Prozess des „Einlassens". Hierbei ist es wichtig, was der Lehrer bzw. Gesprächsleiter „signalisiert", ebenso die passend eingesetzten Methoden, um eine Gesprächs-Bereitschaft herzustellen. In Bezug auf ein Gespräch bzw. eine verbale Mitteilung ist zu unterscheiden von einem abstrakten Bezug, in dem man „über" etwas spricht und einem unmittelbaren Bezug, in dem man von etwas berichtet, von eigenen Erfahrungen, durch die man sich mitteilt und in der Gruppe zeigt. Die Äußerung von eigenem Erleben und Erfahrung bringt immer eine emotionale Beteiligung mit sich, sie betrifft den ganzen Menschen und nicht nur sein Denken. Es wird dabei immer auch ein Inneres und Persönliches angesprochen und ausgesprochen. Um solch eine Beteiligung zu erreichen braucht es eine entsprechende Gesprächs-Führung.

Von der begleitenden Dozentin wurde dieser Zugang als affektiv bezeichnet. Nach ihren Erklärungen kann man ihn erreichen, indem man z.B. mit Bildern, Filmen, Musik, Symbolen etc. arbeitet und dadurch auf eine bestimme Stimmung abzielt. Solch eine Stimmung kann in die innere Beteiligung führen, durch die man gefühlsmäßig bewegt oder erinnert wird, und aus der heraus man sich vielleicht ausdrücken und mitteilen möchte.
Dies erschien mir stimmig und als ein geeigneter Einstieg in die Kleingruppe. In Absprache mit den Leiterinnen der parallelen Kleingruppen einigten wir uns als Einstieg nach der Begrüßung und Vorstellung, in allen Gruppen gleich, auf ein Gedicht von Erich Fried zum Thema Gewalt. Danach wollten wir auf der „symbolischen" Ebene anschließen, wobei dies dann jeder für sich unterschiedlich konkretisierte. Ich formulierte verschiedene Schlagsätze zum Thema, wie z.B. „So Oma, jetzt geht es ins Bett" oder „Schülerin Michaela, machen sie bis zum Frühstück Zimmer 3, 4, 5, und 6". Jeden dieser Sätze druckte ich groß auf ein separates Blatt. Diese Blätter sollten im Raum verteilt ausliegen. Jeder sollte im Raum umhergehen, alle Sätze anschauen und sich ein Blatt bzw. Satz aussuchen.

Danach liest jeder seinen Satz in der Runde vor und schildert eine Erfahrung oder Beteiligung, die er mit dem Satz in Verbindung bringt. Wichtig dabei, und eine Aufgabe des Gesprächsleiters, dass es auf die Erfahrung bzw. das Berichten aus der inneren Beteiligung ankommt, und nicht auf das, was man über eine Sache denkt.

Und wichtig in Bezug auf den Gesprächsleiter, dass dieser behutsam steuert, aufmerksam, wertschätzend moderiert und zuhört, sich emotional mitbeteiligt, ohne jedoch seinen Auftrag und seine Position zu vernachlässigen. So sollte er einerseits ganz dabei sein und gleichzeitig aber auch in seinem professionellen Abstand, sprich beobachtend. Dies wäre eine Kunst, die sicherlich eine große Herausforderung darstellt und der Übung bedarf. Es ist zudem Aufgabe des Leiters, dass er das Gefühl von Sicherheit vermittelt, sprich Vertrauen schafft, indem er selbst Vertrauen übt, nicht spielt, sondern „echt" ist und auch eventuelle Unsicherheit zulassen könnte. Mit seinem Verhalten, gerade in Bezug auf dem Umgang mit (Un)Sicherheit, wirkt er zwangsläufig positiv oder negativ auf die Gruppe ein. Es ist bei dieser Gestaltung des Themas ein Hauptpunkt, Unsicherheiten aufzudecken und zuzulassen, anstatt sie zu verdrängen oder ausschließlich zu rationalisieren.

3.2.3 Verlaufsplanung

Zeit	Phase	Handlungsablauf	Methode	Medien

Aus der bisherigen Ausführung ergibt sich nun die Verlaufsplanung. Doch ebenso ergibt sich die Einsicht, dass der geplante Rahmen von 45 min für die Kleingruppe sicherlich viel zu eng sein könnte. Zudem zeigen die bisherigen Ausführungen, wie hoch die Kompetenz des Leiters sein sollte, um das Ziel einer Bewusstwerdung und Integration von Erfahrung annähernd zu erreichen. Wobei dieses Ziel innerhalb des Gesamtkonzeptes fraglich erscheint.

Nichts desto trotz ist dieses hier zum einen „nur" die theoretische Ausarbeitung, während die Praxis sich noch zeigen wird. Und das andere ist, dass es bei dem Fachtag auch für uns Studenten um das Lernen und Ausprobieren ging, und nicht um das „Alles-Schon-Können".

Lernen entsteht u.a. auch durch die Abweichung von Theorie und Praxis. Doch nur wenn diese Abweichung dem Vermögen, Frustration auszuhalten entspricht, und dadurch die Verbindung von Theorie und Praxis, sprich Lernen, als möglich erscheinen lässt.

Die folgende Verlaufsplanung wurde vor dem Fachtag als Grundlage des Unterrichts oder der Kleingruppe erstellt. Sie soll hier, trotz nachfolgender Reflexion durch diese Arbeit, unverändert wiedergegeben werden.

10min	Begrüßung	Begrüßung und kurzer Umriss des Geplanten.		
	Vorstellung	Jeder sagt seinen Namen		
	Eröffnung	Zwei Strophen von dem Gedicht	Plenum	
	Einstieg mit den Sprüchen / Schlagsätzen	Teilnehmer wählen sich einen Spruch aus.		Moderationskarten

| 30 min | Austausch mit dem Ziel der inneren Beteiligung und Sensibilisierung | Die Teilnehmer dazu bewegen und ermuntern aus dem eigenen Erleben zu berichten evtl. mit Bezug zu den Sprüchen | Plenumsgespräch

Lehrer Schüler Interaktion | |
| Darin ca. (5min) | Theorie Input | Unterscheidung Aggression -Gewalt aus eigenem Beispiel

Auftrag an die Schüler ein Beispiel in die Großgruppe mitzubringen | | |
| 10min | Abrunden und Abschluss | Nach Befindlichkeit fragen und dem was sie mitnehmen aus der Gruppe. Jeder sollte kurz was sagen. Möglichst ein Bsp. in die Großgruppe mitnehmen. Schlusspunkt: (wenn noch Zeit) gesamtes Gedicht v. Erich Fried | Plenum

Vortrag | Den TN Blatt mit Gedicht mitgeben |

Verlaufsplan: Workshop: Gewalt in der Pflege (Wer nicht hören will, …)

3.3 Bedingungsanalyse

Die Bedingungsanalyse fließt, obwohl sie hier nach dem Verlaufsplan angeordnet ist, natürlich in den Verlaufsplan ein. Der Grund, warum sie hier anschließend folgt, liegt darin, dass hier meine Überlegungen über den konkreten Fachtag hinausgehen, und ich einige bildungs-soziologische Gedanken ausführen möchte.

Für den Fachtag stellte sich natürlich die Frage, welche Schüler sind zu erwarten. Kommen diese aus der Altenpflege, aus der Gesundheits- und Krankenpflege oder aus der integrierten Ausbildung. Zudem spielt natürlich auch der

Ausbildungsstand eine Rolle, sprich in welchem Ausbildungsjahr sie sich befinden und auch, ob und was zum Thema schon gearbeitet wurde. Zu all diesen Fragen gab es bis zuletzt keine genauen Informationen. Und als dann klar wurde, dass überhaupt keine Schüler kommen, sondern der Fachtag mit den Kommilitonen durchgeführt wird, ergaben sich natürlich völlig andere „Bedingungen" als im Vorfeld durchgespielt.

Ich habe meinen Workshop inhaltlich nicht umgestellt. Aber ich habe ihn den Bedingungen insofern angepasst, dass ich in Realbezug zu meinen Kommilitonen ging und sie als solche im Workshop auch ansprach. Sie sollten keine Schüler spielen, sondern ich lud sie ein, sich mit ihren eigenen Erfahrungen einzubringen und auszutauschen. Und dadurch wich ich auch anschließend von meinem Plan ab, dort wo es mir sinnvoll erschien. Natürlich entstanden dadurch auch Unsicherheiten in mir, die jedoch durch einen offenen und offensiven Umgang für das Thema durchaus passend und teilweise auch förderlich waren.

Nun möchte ich jedoch grundsätzliche Überlegungen zur Bedingungsanalyse anfügen, vor allem in Bezug auf die Unterschiede von Altenpflege und Gesundheits- und Krankenpflege.

Zum einen unterscheiden sich die Tätigkeiten und Arbeitsbedingungen dieser beiden Berufsgruppen, und zum anderen aber auch ihre soziologischen und bildungsmäßigen Hintergründen. Gerade in Bezug zum Thema „Gewalt in der Pflege" ergibt dies für beiden Berufsgruppen, und somit auch für deren Auszubildende, andere unterrichts-relevante Erfahrungsräume.

Im Berufsfeld Altenpflege haben wir es mit einer anderen Ausprägung von Gewalt zu tun. Dadurch dass das Klientel in der Altenpflege tendenziell „ohnmächtiger" und „hilfloser" ist als das Krankenhausklientel, besteht in der Altenpflege generell ein größere Grauzone der Gewalt. Gewalt als ein Handeln gegen den Willen des Pflegebedürftigen, auch durch unterlassen von Hilfe, ist hier sicherlich ein größeres Thema, das entsprechend eine andere Sensibilisierung erfordert. Vor allem die strukturelle und institutionelle Gewalt gilt es hier zuerst einmal bewusst wahrzunehmen und nicht als „normal" anzusehen. Dies betrifft die Pflegeschüler genauso als Opfer der Institution, indem sie vielleicht „angehalten" werden, Gewalt unhinterfragt auszuüben.

Zudem scheint mir der Arbeitseinsatz in der Praxis für Schüler in der Altenpflege noch „fordernder" (mit weniger Eigen-Lernraum) und belastender zu sein, als er es im Krankenhaus der Fall ist. Und die Belastung bzw. Überforderung, unter der schon die „Vorbilder", sprich Fach- und Leitungskräfte auf der Station und eventuell auch die Anleiter vermehrt leiden, ergibt einen anderen Bezug zum Thema Gewalt, oder sogar dass diese vermehrt auftritt.

Ein weiterer Aspekt liegt in den bildungs-soziologischen Unterschieden zwischen den Schülern der Altenpflege und denen der Gesundheits- und Krankenpflege, in dem was die Schüler an Erfahrungen und Lernvermögen mitbringen. Nach wie vor besitzen die Schüler der Gesundheits- und Krankenpflege höhere Bildungsabschlüsse, auch nachdem 2003 die Altenpflegeausbildung per Bundesgesetz einheitlich geregelt und der Gesundheits- und Krankenpflege angepasst wurde. Zudem sind die Schüler bzw. die Klassen der Gesundheits- und Krankenpflegeausbildung in der Regel homogener. Diese Differenz ist bedingt durch berufliche Statusgründe, aber auch durch wirtschaftliche Gründe. So ist der Anteil von Ausländern und von Menschen aus einem sozial- und bildungsschwachen Umfeld in der Altenpflege höher. Auf der anderen Seite gibt es dort aber auch mehr ältere Schüler, die mehr Berufs- und Lebenserfahrung haben. Die Altenpflege hat jedoch insgesamt nach wie vor das Image, ob berechtigt oder nicht, fachlich „niedriger" zu sein. Dabei ist jedoch die gesellschaftliche Anerkennung des Altenpflegeberufs hoch. Oft heißt es: „das könnte ich nicht", was vielleicht aber auch als Symptom des gesellschaftlichen „Ausblendens und Wegschiebens" von Alter und Pflegebedürftigkeit gesehen werden kann. Man ist froh, dass es jemand macht, möchte aber selber möglichst wenig damit zu tun haben. In unserer Gesellschaft besteht ein Mangel an Pflegekräften, mehr noch in der Altenpflege.
Der Habitus (vgl. Bourdieu (2001), S. 162 - 173) eines „typischen" Altenpflegeschülers unterscheidet sich „im Durchschnitt" von dem eines Schülers der Gesundheits- und Krankenpflege. Vor allem in Bezug auf das kulturelle Kapital (vgl. ebd., S. 26) stammen manchem Altenpflegeschüler aus einfacheren und bildungs-ärmeren Verhältnissen im Vergleich zu den Schülern der GuK. Dies bedingt möglicherweise auch andere Erfahrungen und einen anderen Reflexions-Bezug zum Thema Gewalt.

Für eine Sensibilisierung für das Thema wäre es sicher sinnvoll solche Unterschiede zu bedenken. Und wie oben bereits erwähnt, ist der gesamte soziale Raum (vgl. ebd., S. 162 -164), in dem sich institutionelle Altenpflege im Gegensatz zur GuK bewegt, auch wenn dieser soziale Raum sehr komplex und schwer „aufzudecken" ist, möglichst mit zu bedenken.

Der Unterschied zwischen der Altenpflege und der GuK soll hier nicht übermäßig betont werden. Er sollte jedoch einbezogen werden, wenn man der Realität möglichst nahe kommen will. Und da eine Sensibilisierung nur anhand realer Erfahrungen geschehen kann, gehört diese Reflexion in die Vorbereitung.

4. Erfahrungen in diesem Projekt

In diesem Projekt, wie in dieser schriftlichen Arbeit, sind verschiedenste Teilbereiche für mich miteinander in Berührung gekommen.

Zum einen war auch die erneute Auseinandersetzung mit dem Thema „Gewalt in der Pflege" für mich eine innere Bewegung. Die Sensibilisierung als Lernziel für die Pflegeschüler betraf auch mich selbst. Gerade durch die soziologischen Zusammenhänge, durch die Aspekte der Pflegegeschichte, der Pflegetheorien und den pädagogischen Theorien, aus dem ersten und zweiten Semester, habe ich einen ganz neuen Blick erhalten.

Gewalt, vor allem strukturelle oder institutionelle Gewalt, ist immanent allgegenwärtig in der Pflege, doch oftmals unentdeckt „verschleiert" oder gar als normal kaschiert.

Zudem hatte dieses Thema für mich, in dem didaktisch-pädagogischen Bezug des praktischen Unterrichtens, wie in dem Gruppenprozess der Vorbereitung, seine Relevanz. Leiten und Führen, sowie das „einfache" Miteinander des Arbeitens in der Gruppe, standen dadurch für mich in einer erfahrbaren Verbindung zum Thema selbst. Nicht dass es irgendwo grobe Gewalttätigkeiten gegeben hätte. Aber Durchsetzung, Selbst-Behauptung und Leitung in Gruppen (als positive und erforderliche Energie) bewegen sich immer in sozialen Ordnungen, die in fließenden Übergängen auch das „Negative" ermöglichen können.

Die andere besondere Erfahrung war natürlich das Wegbleiben der Schüler. Die Planung musste losgelassen werden, und es ergab sich eine völlig unerwartete Konstellation, „Konstruktivismus live" sozusagen, eine tatsächlich ungeplante Unterrichts-Erfahrung. In Bezug auf die (Un)Planbarkeit wurde mir dadurch jedoch deutlich wie notwendig die Planung ist. Denn ohne die Planung und Ausarbeitung könnte das Unplanbare oder Chaotische selten noch konstruktiv sein. Konstruktiv heißt hier für mich, dass tatsächlich eine Sensibilisierung (also auch Lernen) der Teilnehmer stattgefunden hat.

Und es heißt vor allem, dass durch die Akzeptanz der Realität meinerseits, auch für mich eine einmalige Lern-Erfahrung stattfand, die der Realität des späteren Unterrichtens, meiner Meinung nach, ziemlich nahe kommt.

Literatur

Argyris, C. (1997): Wissen in Aktion, Stuttgart, Klett-Cotta

Bourdieu, P. (2001): Wie die Kultur zum Bauern kam, Über Bildung, Schule
             und Politik, Hamburg, VSA-Verlag

Förster, C. (2008): Gewalt in der institutionellen Altenpflege, Bonn, Mabuse-Verlag

Grond, E. (2007): Gewalt gegen Pflegende, Altenpflegende als Opfer und Täter,
             Bern, Verlag Hans Huber

Jank, W. / Meyer H. (1994): Didaktische Modelle, 3. Aufl., Berlin, Cornelsen Verlag

BEI GRIN MACHT SICH IHR WISSEN BEZAHLT

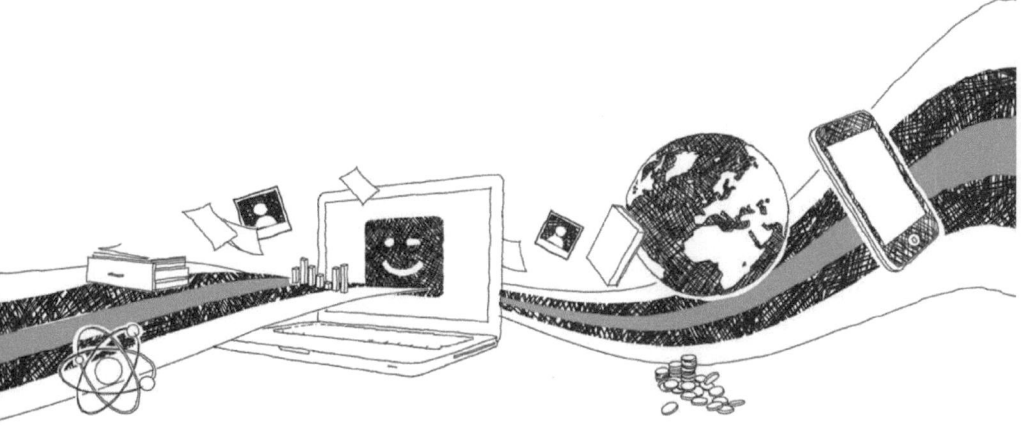

- Wir veröffentlichen Ihre Hausarbeit,
  Bachelor- und Masterarbeit

- Ihr eigenes eBook und Buch -
  weltweit in allen wichtigen Shops

- Verdienen Sie an jedem Verkauf

Jetzt bei www.GRIN.com hochladen und kostenlos publizieren

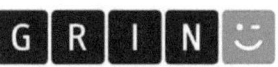